DES ALIÉNÉS

DES DIVERS MODES

DE

TRAITEMENT ET D'ASSISTANCE

QUI LEUR SONT APPLICABLES

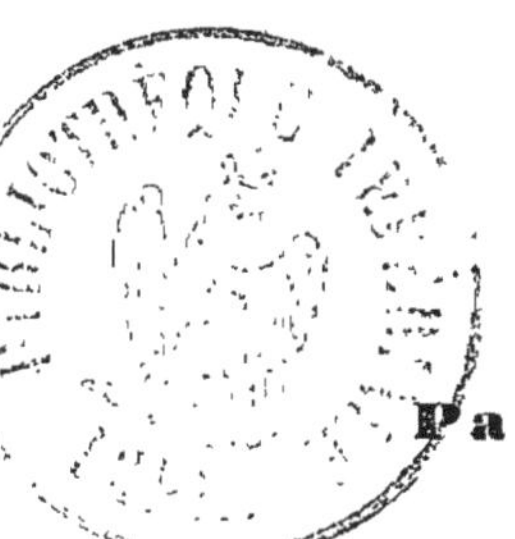

Par M. le Docteur L. LUNIER, ∝

Inspecteur général du service des aliénés
et du service sanitaire des prisons de France.

PARIS

IMPRIMERIE DE E. MARTINET

RUE MIGNON, 2

1865

OUVRAGES DU MÊME AUTEUR

Du système français de l'emprisonnement individuel ; de son influence sur le moral et la raison des détenus, dans les *Annales médico-psychologiques*, 1847, t. IX.

Recherches sur la paralysie générale progressive, Paris, 1849, in-8°.

Examen médico-légal d'un cas de monomanie instinctive ; affaire du sergent Bertrand. Paris, 1849, in-8°.

Recherches sur quelques déformations du crâne observées dans le département des Deux-Sèvres. Paris, 1852, in-8°.

De l'emploi de la médication bromo-iodurée dans le traitement de l'aliénation mentale et de la paralysie générale progressive. Paris, 1853, in-8°.

Recherches statistiques sur les aliénés du départément des Deux-Sèvres. Niort, 1853, in-8°.

Recherches physiologiques et thérapeutiques sur l'huile de foie de morue et la médication bromo-iodurée. Paris, 1854, in-8°.

Rapport médico-légal sur l'état mental de Fr. Meunier, prévenu de tentative d'assassinat ; manie congestive jugée par une fièvre intermittente. Paris, 1856, in-8°.

Comptes moraux et administratifs de l'asile d'aliénés de Blois pour les années 1862 et 1863.

Rapports sur le service médical de l'asile d'aliénés de Blois pour les années 1862 et 1863.

DES ALIÉNÉS

DES DIVERS MODES

DE

TRAITEMENT ET D'ASSISTANCE

QUI LEUR SONT APPLICABLES

DISCOURS PRONONCÉ A LA SOCIÉTÉ MÉDICO-PSYCHOLOGIQUE

(Séances des 24 avril et 29 mai 1865.)

Messieurs,

Après les longues et intéressantes dissertations que vous avez entendues dans les dernières séances, vous devez, j'en suis convaincu, avoir hâte d'en finir avec une question qui offre assurément une grande importance, mais à laquelle on a, je crois, sous certains rapports du moins, donné beaucoup trop d'extension.

J'ai donc hésité un instant, je l'avoue, à venir entretenir la Société de points de doctrine sur lesquels nous sommes à peu près tous d'accord. Je cherche, en effet, des contradicteurs, je cherche des objections sérieuses, et je ne trouve que des assertions sans fondement, des exagérations irréfléchies et qui se réfutent, pour ainsi dire, d'elles-mêmes.

Cependant, messieurs, comme toutes ces affirmations hasardées, grâce à l'intervention plus ou moins inconsciente et indirecte de quelques aliénistes, ont pris un certain corps et ont, d'ailleurs, donné lieu à de fâcheuses interprétations, je crois utile de répondre par des chiffres aux arguments qui ont été exposés, soit ici, soit ailleurs.

J'examinerai successivement les questions suivantes :

1° Quel est le meilleur mode d'assistance à appliquer aux aliénés?

2° Celui qui a été inauguré en France par la loi de 1838 est-il l seul praticable?

3° Cette loi comporte-t-elle quelques modifications ou perfectionnements?

PREMIÈRE QUESTION. — *Quel est le meilleur mode d'assistance à appliquer aux aliénés?*

Cette question, traitée très-longuement ici, a été, à mon avis, bien posée, bien qu'à divers titres, par MM. Parchappe, Auzouy, Baume, Combes, Foville et Motet; mais elle a été l'occasion, de la part de quelques membres de la Société, d'assertions que je ne puis laisser passer sans protestation.

Je mets de côté d'abord la *colonisation*, telle qu'on l'entendait naguère à Gheel; je croyais ce mode d'assistance depuis longtemps mis hors de cause, et je ne croyais pas qu'il pût être désormais question à la Société médico-psychologique de l'ancien Gheel autrement que comme d'une curiosité archéologique... Gheel, s'il ne se fût transformé, eût disparu, comme disparaîtront les quelques débris des superstitions du moyen âge qui ont résisté au marteau démolisseur de la civilisation moderne.

Gheel, d'ailleurs, ne l'oublions pas, messieurs, n'est pas un système : c'est un fait né de circonstances exceptionnelles, qui ne pourraient guère se reproduire aujourd'hui.

Je ne dirai qu'un mot du chiffre relatif des guérisons et des décès à Gheel et dans nos asiles.

Pendant les neuf dernières années, il est entré à Gheel 1339 malades. Il en est sorti pour cause de guérison 363, soit 27 pour 100. Nous ne connaissons pas d'asiles publics en France, où la proportion des guérisons par rapport aux admissions soit moyennement aussi faible.

La mortalité y est, il est vrai, un peu moins considérable; mais vous savez comment les admissions ont lieu à Gheel. On n'y transfère point les aliénés atteints de délire aigu ou de paralysie générale avancée, c'est-à-dire les malades qui fournissent le plus de décès dans nos établissements.

Vous croyez peut-être, messieurs, que tous les aliénés disséminés sur le territoire de Gheel travaillent plus ou moins activement. Il n'en est rien. En 1864, sur 905 aliénés, il y en avait 655 occupés, sur lesquels 260 à des travaux de ménage! On fait beaucoup mieux dans nos asiles spéciaux, et cependant on n'admet à Gheel que des aliénés valides.

Je terminerai, messieurs, ce que j'avais à dire de Gheel en vous donnant lecture de l'article 27 du règlement spécial d'organisation de cet établissement.

Il y est dit :

« Article 27. — Peuvent être placés dans la commune de Ghéel
» les aliénés de toutes les catégories, à l'exception de ceux à l'égard
» desquels il faut employer avec continuité les moyens de contrainte
» et de coercition, les aliénés suicides, homicides ou incendiaires,
» ceux dont les évasions auraient été fréquentes ou dont les affec-
» tions seraient de nature à troubler la tranquillité ou à blesser la
» décence publique. »

Gheel, en un mot, est réservé à des aliénés tranquilles et non dangereux, c'est-à-dire à ceux dont le plus grand nombre, selon nous, doivent être maintenus dans leur propre famille. Ce qui n'a point empêché la création au centre de la colonie d'une infirmerie qui a coûté 225 000 francs, et il reste encore, disent les inspecteurs dans leur dernier rapport, des améliorations indispensables à y introduire (1).

Aussi ne songe-t-on guère en Belgique à créer de nouveaux Gheels. Pour nos voisins, l'expérience est faite, le système est jugé.

Laissons donc Gheel de côté, et occupons-nous de questions plus pratiques.

Un mot d'abord du système qui se rapproche le plus de celui auquel Gheel a donné son nom, je veux dire du *placement des aliénés dans des familles étrangères*.

S'il était possible d'instituer en France un nouveau Gheel, avec sa population exceptionnelle, — on nous l'affirme du moins, — nous le préférerions de beaucoup à la dissémination des aliénés dans des familles étrangères, qui n'auraient le plus souvent qu'un but, disons-le hardiment, celui d'exploiter à leur profit l'aliéné qui leur serait confié. Nous savons tous ce qui se passe, malgré une surveillance incessante, à l'égard des enfants assistés disséminés dans les départements. Que serait-ce s'il s'agissait de pauvres aliénés, qui n'ont pas même le plus souvent la possibilité de se plaindre, ou dont les plaintes, par cela même qu'ils sont aliénés, ne sont presque jamais écoutées ?

On ne pourrait d'abord évidemment, à part de très-rares exceptions, qui ont déjà été indiquées et sur lesquelles je ne reviendrai pas, placer dans de pareilles conditions que des aliénés incurables et inoffensifs. Mais la place de ces malades est presque toujours,

(1) Huitième rapport de la commission permanente d'inspection des établissements d'aliénés, p. 43. Bruxelles, 1864.

comme je l'établirai plus loin, dans leur propre famille, et c'est par une fausse interprétation de la loi qu'on les admet habituellement et qu'on les maintient dans les asiles.

Ceci nous conduit à examiner le système de l'*assistance à domicile*. Là, je l'avoue, je crois qu'il y a quelque chose à faire, ou plutôt à organiser, car ce dont je veux parler se pratique depuis longtemps déjà dans quelques départements.

Mais ici encore il faut bien s'entendre et ne pas confondre le *traitement* et l'*assistance à domicile*.

J'ai déjà dit un mot dans une précédente séance du *traitement* des aliénés *à domicile*. A part de rares exceptions, il est irrationnel et impraticable, et de plus, il offre souvent de graves dangers pour la famille et pour l'aliéné lui-même.

Pour nous, nous n'hésitons point à le dire, on doit, dès le début de la maladie, avoir recours à l'isolement comme moyen de traitement, quand la guérison peut être espérée et comme mesure préventive, dans presque tous les cas.

Esquirol, avec son admirable sens pratique, avait parfaitement compris la nécessité de l'isolement et il en a formulé de main de maître les conditions pratiques et les rares contre-indications.

Lorsqu'un malade n'offre aucune chance de guérison, qu'il est peu ou point dangereux et que ses parents sont en position de l'entourer de soins convenables, nous admettons volontiers qu'ils le gardent avec eux : je souhaiterais même, je l'avoue, que cela se fît un peu plus souvent; mais c'est là un côté de la question plutôt moral que médical, et je n'ai point pour le moment à l'examiner ici.

Mais vouloir imposer à des artisans qui vivent de leur travail journalier, à des cultivateurs, qui tous, jusqu'aux enfants, s'en vont du matin au soir travailler au dehors ; vouloir, dis-je, leur imposer de consacrer leur temps et leurs dernières ressources à garder eux-mêmes ou à faire garder un maniaque turbulent et agressif, une hystéromane éhontée, un monomane homicide ou incendiaire, c'est le comble de la déraison.

Qu'il soit donc bien établi, messieurs, que dans l'immense majorité des cas, on doit avoir recours à l'isolement dès le début de la maladie.

Et ici, qu'on veuille bien ne pas s'y méprendre, je ne parle point de l'isolement dans une famille étrangère, moyen terme auquel on ne peut avoir recours que dans certains cas exceptionnels et quand la fortune du malade le comporte, mais bien de l'isolement dans un asile spécial ; et je ne saurais, à cet égard, m'élever trop énergiquement contre la mesure déplorable adoptée dans quelques départements, dans les Vosges notamment, et qui consiste à mettre en observation, ou plutôt à traiter d'abord dans des hôpitaux ordinaires les individus dont on sollicite l'admission dans un asile spécial. On fait ainsi de ces petits hôpitaux autant de fabriques d'incurables, et puis on vient accuser nos asiles de ne guérir qu'un tiers de leurs malades !

Je serai beaucoup moins absolu, messieurs, en ce qui concerne les *secours à domicile*.

Mais ici, il me faut faire une courte digression.

La loi de 1838 n'a pas été toujours bien interprétée. En prescrivant à chaque département l'obligation de créer un asile pour ses aliénés ou de traiter à cet effet avec un asile public ou privé de ce département ou d'un autre département, elle ne leur a point imposé d'y placer tous les individus atteints à un degré quelconque d'une lésion des facultés intellectuelles ou morales. Elle a prescrit seulement d'une façon impérative (art. 18) la séquestration de *toute personne dont l'état d'aliénation compromettrait l'ordre public ou la sûreté des personnes*. Les départements étaient seulement invités (art. 25) à réserver un certain nombre de places pour les aliénés non dangereux, mais offrant des chances de guérison et pour ceux *dont la position malheureuse appelait les secours publics* (1).

Je sais bien que des médecins de grand mérite, Ferrus entre autres, ont écrit que tous les aliénés et idiots devaient être considérés comme dangereux. Mais nous sommes convaincu que Ferrus, en s'exprimant d'une façon aussi catégorique, parlait plutôt en administrateur qu'en médecin, et qu'il en agissait ainsi pour réagir contre la tendance qu'avaient alors malheureusement presque tous les conseils généraux de trop restreindre les admissions dans les asiles.

Mais aujourd'hui, personne ne songe à soutenir que tous les idiots, faibles d'esprit, déments séniles, etc., sont dangereux et doivent tous indistinctement être séquestrés.

Mon opinion à cet égard est parfaitement arrêtée et de tous points conforme à celle émise dans cette enceinte par mon honorable collègue et ami M. Parchappe.

Les asiles sont avant tout des établissements de traitement.

On doit y placer le plus promptement possible :

1° Tous les aliénés réellement dangereux ;

2° Tous ceux qui offrent des chances de guérison et même d'amélioration.

(1) Circulaire ministérielle du 5 août 1839, § 28.

Quant aux autres, c'est-à-dire la plupart des imbéciles, faibles d'esprit, déments séniles, déments hémiplégiques, etc., etc., les asiles n'ont point été créés pour eux, et leur place est dans la famille, et, à défaut de la famille, dans les hospices d'incurables où ils étaient admis autrefois et où ils doivent l'être encore aujourd'hui en vertu même des conditions fondamentales de leur création et de leur existence.

Je sais bien que des conseils généraux ont trouvé plus commode de placer ces infirmes dans des asiles d'aliénés. Je n'y vois, pour ma part, d'autre inconvénient que celui d'encombrer ces établissements, et parfois de fausser le but de l'institution. Mais que ces conseils ne se plaignent point alors de la dépense occasionnée par leurs aliénés!

Légalement, en effet, la place de la plupart de ces infirmes n'est point dans les asiles, et les frais de leur entretien, lorsqu'ils sont indigents, doivent incomber avant tout à leur commune de domicile et non point au département.

C'est d'ailleurs pour ces malades, messieurs, mais seulement pour eux, que j'admets les secours à domicile ; mais ici, nous rentrons dans le droit commun, et je ne vois, je l'avoue, aucune distinction à établir sous ce rapport entre ces déshérités de l'intelligence et ceux que l'âge ou quelque infirmité physique empêche de subvenir à leurs besoins. C'est vous dire, messieurs, qu'à mon sens, les secours à domicile doivent s'appliquer principalement à des malades qui n'ont pas séjourné dans les asiles.

C'est avant l'entrée, en effet, que les aliénés, — je parle de ceux dont l'état mental ne comporte pas la nécessité d'une séquestration immédiate, — que les aliénés, dis-je, doivent être sérieusement examinés ; c'est alors surtout que les administrations locales doivent être mises à même de se prononcer sur l'opportunité de la séquestration ou du secours à domicile.

Il pourra se faire assurément que des erreurs soient commises et que les directeurs aient à renvoyer dans leur commune des individus indûment séquestrés; mais ces renvois devront être provoqués presque immédiatement ; nous savons, en effet, par expérience combien il est difficile de maintenir dans leur commune des aliénés, quelque inoffensifs qu'ils soient, lorsqu'ils ont séjourné un certain temps dans un asile.

Et d'ailleurs, il y a là un inconvénient sérieux, sur lequel M. Baume a déjà appelé l'attention de la Société. Si, dans un département, l'on donne des secours à des familles d'aliénés sortis de l'asile, comme il y a en liberté dans les communes au moins autant d'aliénés inoffensifs qu'il y en a de séquestrés dans l'asile, ne serat-on pas logiquement amené à accorder la rétribution à peu près indistinctement à toutes les familles indigentes affligées d'un dément, d'un imbécile ou d'un crétin ? Le secours deviendrait ainsi une sorte de prime à la folie. Où serait alors l'économie ?

Toutes ces questions, messieurs, offrent de bien graves difficultés, les essais tentés dans quelques départements, et par nous-mêmes, le prouvent suffisamment, mais elles ne sont pas insolubles et nos efforts doivent tendre à trouver la meilleure solution.

Deuxième question. — *Le système d'assistance inauguré en France par la loi de 1838 est-il le seul praticable?*

La réponse à cette question, messieurs, me paraît ressortir des considérations que je viens d'exposer.

L'isolement dans un établissement spécial pour tous les aliénés dangereux ou curables, et pour quelques-uns des inoffensifs sans famille ou dépourvus de ressources, me paraît répondre suffisamment et, dans tous les cas, mieux que tout autre mode d'assistance, aux progrès de la science psychiatrique et aux véritables besoins de la société.

Qu'il me soit permis, à cet égard, messieurs, de répondre à cette espèce de cri d'alarme jeté imprudemment ici dans la discussion.

Le nombre des aliénés, nous dit-on, augmente dans une proportion effrayante, les asiles regorgent, les conseils généraux jettent les hauts cris, le public s'inquiète.

Je vais essayer de démontrer qu'il y a au moins dans tout cela beaucoup d'exagération.

1° *Augmentation du chiffre des aliénés.* — Des documents publiés dans la *Statistique de la France* (1), il semble résulter, en effet, que le chiffre des aliénés depuis une vingtaine d'années a augmenté dans une proportion effrayante. Le dernier recensement, par exemple, celui de 1861, nous donne les chiffres suivants :

	Aliénés.	Idiots et crétins.	Total.
A domicile.....	15 264	37 896	53 160
Dans les asiles..	27 425	3 629	31 054
Totaux...	42 689	41 525	84 214

C'est-à-dire pour 10 000 habitants 114 aliénés, 111 idiots et crétins, ou 225 infirmes de l'intelligence, soit 1 sur 444 habitants.

(1) *Statistique de la France* (population). 2e série, t. XIII, p. 46 à 48.

Or, en 1851, d'après le recensement fait à cette époque, il n'y avait en France que :

Dans les asiles..............	21 924 aliénés.
A domicile.................	24 433 —
Total...	46 357 aliénés (1).

C'est en dix années une augmentation considérable et qui devrait, à bon droit, nous inquiéter si les chiffres qui précèdent pouvaient être acceptés sans conteste. Heureusement il n'en est rien.

Et d'abord la population de la France de 35 783 170 habitants qu'elle était en 1851, s'était élevée en 1861, à 37 386 313; différence : 1 603 143, c'est-à-dire près d'un vingtième.

Vous savez, en second lieu, comment se fait à domicile, ou plutôt comment se faisait naguère encore le recensement des aliénés et des idiots. On s'en rapportait aux témoignages des maires pour nier ou affirmer l'existence d'une lésion des facultés intellectuelles.

Aussi, l'auteur de la *Statistique de la France* convient-il que dans le dénombrement de 1851, il y a eu un *certain nombre d'omissions*. Pour nous, ces omissions, que nous croyons avoir été fort nombreuses, ôtent toute valeur à la comparaison qu'on voudrait établir entre les résultats fournis par ce dénombrement et celui fait avec beaucoup plus de soin en 1861.

De 1851 à 1861, en effet, le chiffre des aliénés séquestrés s'est élevé de 21 924 à 31 054, et celui des aliénés à domicile, de 24 433 à 53 160. Il y a là certainement, messieurs, je n'hésite point à l'affirmer, une très-grosse erreur, soit au point de départ (1851), soit au point d'arrivée (1861).

L'augmentation du chiffre des malades à domicile, par exemple, porte uniquement, en effet, sur les idiots et crétins, puisque le nombre des aliénés proprement dits conservés dans les familles a plutôt diminué qu'augmenté. Or, vous n'admettrez pas plus que moi, messieurs, que le nombre des crétins et idiots se soit accru, en France, de 30 000 en dix ans (2). Je dois dire d'ailleurs que les

(1) Les idiots et crétins n'étaient pas alors distingués des aliénés.

(2) Dans les Pyrénées, que je viens de parcourir, le nombre des crétins a diminué dans une très-forte proportion depuis une vingtaine d'années ; il faut, je crois, attribuer ce résultat aux progrès de la civilisation, et notamment à l'amélioration introduite dans l'alimentation des habitants des vallées et à l'ouverture de nombreuses voies de communi-

trois départements nouvellement annexés ont apporté à eux seuls un contingent de près de 10 000 crétins et idiots.

Veuillez donc bien admettre avec moi, messieurs, qu'en ce qui concerne les aliénés et surtout les idiots et crétins à domicile, le nombre en est encore mal déterminé, que dans tous les cas, il ne l'a été qu'une seule fois d'une manière relativement satisfaisante, et qu'il n'est pas possible de tirer aucune conclusion des chiffres fournis à cet égard par la *Statistique générale de la France*, malgré le zèle et l'intelligence que M. Legoyt, chef de la division de statistique établie près le ministère du commerce et de l'agriculture, déploie dans les recherches qui lui sont confiées.

Mais il n'en est pas de même, vous le comprenez, messieurs, pour les aliénés et idiots séquestrés dans les asiles. Pour ceux-là du moins, nous avons des chiffres à peu près, si ce n'est complétement exacts ; ce sont de ceux-là aussi dont je vais vous entretenir.

De 1851 à 1861, c'est-à-dire en dix ans, le chiffre des aliénés séquestrés s'est élevé de 21 924 à 31 054 ; c'est une augmentation d'un peu plus de 9000.

Je ne veux point chercher aujourd'hui pour quelle part entre dans cet accroissement énorme, l'augmentation du nombre des cas de folie. C'est là un problème d'une trop grande importance pour être examiné incidemment. Si la Société le juge à propos, cette question pourra être traitée séparément et avec tout le soin qu'elle mérite.

Qu'il me suffise pour le moment de dire à la Société que si, de nos jours, on observe réellement un plus grand nombre de cas de folie qu'il y a une trentaine d'années, l'augmentation porte à peu près uniquement sur la folie paralytique qui tue presque toujours en quelques années, mais qu'en même temps, le chiffre des imbéciles, idiots et crétins qui vivent beaucoup plus longtemps, et par cela même deviennent une cause sérieuse d'encombrement pour les établissements spéciaux, semble quelque peu diminuer.

Je crois donc, messieurs, que ce n'est point là surtout qu'il faut chercher la raison de l'augmentation de la population de nos asiles.

Il faut, selon moi, l'attribuer à deux causes principales, à savoir :

1° L'augmentation du chiffre des entrées ;

2° L'accroissement incessant du chiffre des restants provenant de ce que le nombre des admissions l'emporte constamment sur celui des extinctions par décès ou sortie.

---

cation qui ont rendu plus faciles, et par suite plus fréquentes, leurs relations avec ceux des contrées plus favorisées sous le rapport du développement des facultés intellectuelles.

Examinons séparément ces deux causes.

1° *De l'augmentation du chiffre des entrées.*

Vous n'attendez sans doute pas de moi, messieurs, que je m'étende longuement sur les causes de cette augmentation (1) ; elles sont faciles à saisir pour les moins clairvoyants.

Pour les placements volontaires, l'augmentation a sa raison d'être dans la confiance inspirée de plus en plus aux familles par les médecins qui sont à la tête des établissements d'aliénés, et aussi dans la disparition d'un fâcheux préjugé, d'un amour-propre mal placé, qui empêchaient naguère beaucoup de familles de placer leurs malades dans des asiles publics, voire même dans des asiles privés.

Aussi est-ce sur les placements volontaires que porte plus particulièrement l'augmentation du chiffre des entrées, surtout depuis quelques années.

Quant aux placements opérés par l'administration, ils ont augmenté dans une forte proportion, là surtout où de nouveaux établissements ont été ouverts, et dans le voisinage de ces établissements.

Mais c'est là aussi que lors du dernier recensement quinquennal, on a constaté la plus grande diminution dans le chiffre des aliénés à domicile. Il ne pouvait en être autrement.

Je dirai plus loin, messieurs, comment cette facilité de placement dans des asiles publics a déjà, dans certains départements, amené des abus regrettables et comment ces abus me paraissent devoir être réprimés.

Mais où s'arrêtera cet accroissement incessant du chiffre des entrées ? Ma réponse, messieurs, sera facile et, je l'espère, rassurante.

De 1842 à 1853, le chiffre annuel des entrées s'est progressivement élevé de 6686 à 9081. Mais je dois, messieurs, vous dire immédiatement que depuis 1835, cette augmentation a toujours été en proportion décroissante. De 9,60 pour 100 que nous la voyons d'abord, elle n'était plus, il y a une dizaine d'années, que de 2,99 pour 100 (2).

Elle est encore moindre aujourd'hui, ainsi que j'ai pu m'en assurer en consultant des documents inédits que M. Legoyt a bien voulu mettre à ma disposition.

---

(1) Je ne parle ici, ne l'oublions pas, que de l'augmentation du chiffre des entrées indépendante de l'accroissement du nombre des cas de folie, question que j'ai réservée.

(2) *Statistique de la France*, 2e série, t. XIII (2e partie), p. 27.

On peut donc prévoir que, toutes choses restant égales d'ailleurs, le chiffre annuel relatif (1) des admissions cessera bientôt de s'accroître.

Et, en fait, messieurs, dans le dépouillement que je viens de faire des procès-verbaux des délibérations des conseils généraux, session de 1864, j'ai constaté que déjà dans un certain nombre de départements, le nombre des entrées était stationnaire, que dans quelques-uns même, il commençait à diminuer.

Voilà donc, messieurs, une première cause d'augmentation dont il faut cesser de nous inquiéter outre mesure ; nous pouvons, en effet, admettre au moins comme probable que si, dans tous les départements, il existait des asiles publics depuis une dizaine d'années, il n'y aurait plus d'accroissement sensible dans le nombre des admissions.

2° *De l'augmentation du chiffre des restants.* — Dès 1845, M. Parchappe, dans sa *Notice statistique sur l'asile des aliénées de la Seine-Inférieure*, page 61 à 64, a pour ainsi dire érigé en loi ce fait d'observation, à savoir : que le nombre des admissions l'emporte constamment chaque année sur le nombre des extinctions par sortie ou décès, et qu'il en résulte une augmentation incessante de la population des asiles égale à la différence entre les admissions et les extinctions.

Cette loi malheureusement, messieurs, n'a pas cessé d'être vraie.

Il ressort, en effet, de l'examen des documents exposés dans la *Statistique générale de la France*, que de 1842 à 1853, à l'exception de 1849 (année du choléra), le mouvement annuel de la population des asiles d'aliénés a présenté invariablement sur les extinctions par sortie et décès, un excédant d'admissions qui a été, en moyenne, de 766 par an, soit très-approximativement 10 pour 100 par rapport au chiffre des admissions.

Au point de vue économique, messieurs, cette cause d'augmentation me paraît avoir beaucoup plus d'importance que la première. C'est donc sur elle que doit porter toute notre attention.

Il ne faut d'abord point perdre de vue, messieurs, toutes choses restant égales d'ailleurs, que l'augmentation provenant de ce chef ira forcément en diminuant.

Admettons un instant, en effet, que dans un asile le chiffre annuel des entrées reste constamment le même, 100 par exemple, et le chiffre des sorties 40.

---

(1) Il faut évidemment tenir compte de l'augmentation progressive du chiffre de la population.

Admettons également que le *chiffre relatif* des décès ne varie pas, et qu'à une époque quelconque, en 1864, je suppose, il soit de 50.

Il est évident qu'à la fin de la susdite année, la population de l'établissement se trouvera augmentée de dix malades.

Mais si ces malades, qui viennent chaque année accroître la population de l'asile, ne fournissent, pour ainsi dire, point leur contingent aux guérisons (1), il n'en sera point de même pour les décès, dont nous avons supposé non pas le *chiffre absolu*, mais bien le *chiffre relatif* invariable.

De l'accroissement du chiffre de la population résultera donc également une augmentation progressive du *chiffre absolu* des décès. Il serait même facile de calculer l'époque précise à laquelle il atteindra le nombre 60.

Dès ce moment évidemment, la population de l'établissement cessera de s'accroître.

Il en serait de même et plus rapidement encore, si le chiffre des guérisons, que nous avons supposé invariable, augmentait dans la même proportion que celui des décès.

Mais que de circonstances imprévues peuvent changer les conditions du problème !

Il me paraît donc prudent, messieurs, de chercher des moyens plus directs et plus immédiats de combattre cette cause incessante d'augmentation du chiffre des aliénés assistés.

On ne peut y parvenir qu'en augmentant le chiffre des extinctions par sortie et par décès, ou en diminuant le chiffre des admissions ; examinons ces diverses questions.

A. *Du chiffre des décès.* — Je n'ai pas besoin de dire que nous ne pouvons compter sur une augmentation du chiffre relatif des décès ; tous nos efforts tendent à le diminuer progressivement. Nous y sommes parvenus sur un certain nombre de points, et c'est à coup sûr, pour le dire en passant, l'une des principales causes d'augmentation du chiffre de la population de quelques-uns de nos meilleurs asiles.

B. — Il n'en est pas de même du *chiffre des sorties par guérison ou autres causes.*

Nous sommes en droit, en effet, d'espérer une augmentation progressive du nombre des guérisons, soit par suite du perfectionnement des moyens de traitement, soit plus encore peut-être par la

---

(1) Ce n'est pas en effet à la population moyenne qu'il faut comparer le chiffre des guérisons, mais bien plutôt au nombre des admissions. Dans les asiles bien organisés, ce rapport est à peu près invariable.

suppression progressive des causes qui s'opposent encore à ce que les aliénés soient placés dans les asiles dès le début de la maladie.

Il est probable également, messieurs, lorsque dans tous les établissements d'aliénés, on fera une sage application de la loi, que nous verrons plus souvent qu'aujourd'hui rendre à leur famille ou transférer dans des hospices d'incurables, ces infirmes parfaitement inoffensifs, qui n'ont plus rien à attendre d'un plus long séjour dans un asile d'aliénés et ceux qui n'auraient jamais dû y être placés.

C. — Mais c'est surtout, à mon sens, messieurs, sur les *admissions* qu'il y a lieu d'appeler toute l'attention des administrations publiques. Ce sont les admissions, en effet, qui ont été l'occasion des abus les plus regrettables.

Que les portes des asiles, comme je l'ai dit en commençant, soient largement ouvertes aux aliénés dangereux et à ceux dont l'état mental offre des chances de guérison ou d'amélioration, mais qu'elles soient habituellement fermées à ces infirmes de l'intelligence, imbéciles ou déments séniles, dont la vraie place, à défaut de la famille, est, selon moi, là où de tout temps on leur donnait asile, c'est-à-dire dans les hospices de vieillards et d'incurables.

Je ne voudrais point, messieurs, que mes paroles fussent mal interprétées, et qu'on me considérât à aucun titre comme partisan de mesures restrictives en ce qui concerne l'assistance publique.

Je la comprends, au contraire, et je la voudrais aussi large, aussi étendue que possible, mais à la condition qu'elle soit répartie avec intelligence et équité.

Qu'on fasse une sage application des prescriptions de la loi de 1838, et l'on verra bientôt, j'en suis convaincu, s'arrêter cet accroissement inquiétant du chiffre des aliénés, accroissement dont on n'a pas craint récemment — idée extravagante, autant qu'odieuse — d'accuser le mode d'assistance appliqué en France à ces pauvres malades.

Déjà, messieurs, ce résultat a été obtenu dans un certain nombre de départements, et cela par des moyens dont on ne saurait trop généraliser l'application en y apportant cependant certaines modifications.

Dans les départements qui ont un asile à eux, il faut attribuer l'honneur de ce résultat, le plus souvent du moins, aux médecins-directeurs de ces établissements, qui ont su obtenir du zèle et de l'intelligence des administrations locales que la plupart des aliénés curables leur soient amenés dès le début de la maladie, et que les autres restent en général dans leur famille ou soient placés dans les hospices d'incurables.

Dans la plupart des départements qui placent leurs aliénés dans des asiles privés, les préfets ont confié à des inspecteurs choisis par eux la mission :

1° D'examiner dans la famille, avant l'entrée, les personnes dont la séquestration est demandée;

2° De suivre les malades après leur admission et de s'assurer s'ils ne sont pas maintenus plus longtemps que de raison ;

3° Et enfin, dans quelques départements, d'exercer à l'égard des aliénés sortis, une espèce de patronage, de tutelle officieuse, bien nécessaire dans l'immense majorité des cas.

Si cette mission était partout bien comprise, si elle était confiée à des hommes choisis dans le corps des médecins aliénistes et ne cessant point de lui appartenir ; si ces inspecteurs recevaient d'en haut une impulsion et une direction uniformes, au lieu d'agir à l'aventure, et je dirai presque d'inspiration, il pourrait en résulter un grand bien pour le service des aliénés.

Mais, malheureusement, quelques-uns ne sont pas même médecins, et dans l'enquête qu'ils sont chargés de faire sur les aliénés dont on demande le placement dans un asile, ils se préoccupent souvent beaucoup moins de l'état mental du malade que de l'évaluation de ses ressources et du contingent qu'on pourra lui assigner dans ses frais de séjour.

Ce reproche s'applique surtout, messieurs, à cette catégorie d'inspecteurs départementaux, le plus souvent étrangers à la médecine, qui sont chargés de l'inspection de tous les établissements de bienfaisance d'un département. Mais il n'y a pas moins dans l'institution, prévue d'ailleurs par l'art. 4 de la loi de 1838, des délégués du préfet et des inspecteurs départementaux, le germe d'améliorations importantes à introduire dans le fonctionnement du service des aliénés.

Quoi qu'il en soit, messieurs, dans un certain nombre de départements, le chiffre des aliénés séquestrés augmente encore progressivement chaque année, et il en résulte dans les établissements existants un encombrement fâcheux à tous égards. De là pendant quelque temps encore, la nécessité d'agrandir ces établissements et même d'en construire de nouveaux.

Mais ici nous nous trouvons en présence de graves objections économiques, auxquelles je vais essayer de répondre.

Il y a déjà longtemps, messieurs, qu'on a remarqué que la création d'un asile spécial dans un département augmentait immédiatement dans une assez forte proportion, non pas le nombre réel des aliénés, mais le chiffre apparent, faisait en un mot surgir un nombre considérable de malades dont auparavant on ne soupçonnait, pour ainsi dire, pas l'existence. Cela devait être, et il n'est pas besoin d'en chercher l'explication.

Malheureusement, quelques administrateurs en ont tiré cette conséquence, qu'il ne fallait pas créer d'asile dans un département et qu'il valait mieux placer ses aliénés, soit dans un quartier d'hospice, soit dans un asile d'un autre département.

Mais d'abord, il n'est aucunement démontré que les départements qui placent leurs aliénés dans un quartier d'hospice aient, toutes choses égales d'ailleurs, un moins grand nombre de malades assistés que ceux qui ont un asile départemental. Je pourrais même affirmer, chiffres en main, que c'est habituellement le contraire.

Cela tient d'ailleurs, je dois le dire, à ce que, dans les quartiers d'hospice, on admet, le plus souvent sans contrôle, et qu'on ne renvoie que très-rarement cette catégorie de malades, imbéciles et déments séniles, qu'un directeur d'asile public croit de son devoir de refuser, ou tout au moins de rendre à leur famille après quelques jours d'observation. Le préfet, en un mot, exerce indirectement dans un asile d'aliénés un contrôle que je considère comme à peu près nul dans les quartiers d'hospice.

Dans les départements qui n'ont ni asile public spécial, ni quartier d'hospice, le nombre des aliénés séquestrés est généralement, il est vrai, moins considérable que dans les autres. Mais comme, en définitive, l'absence d'un asile n'implique pas la non-existence d'individus à secourir, c'est sous une autre forme que s'exerce la bienfaisance publique à l'égard des imbéciles et déments que nous trouvons alors placés en bien plus grand nombre dans les hospices d'incurables (1).

Mais ici, messieurs, se présente pour ces départements, comme pour tous ceux d'ailleurs qui n'ont pas d'asile à eux, c'est-à-dire plus de la moitié, une assez grosse difficulté à laquelle ils n'avaient point encore songé, et sur laquelle je vais maintenant appeler votre attention.

Quand un propriétaire d'asile privé, qu'il soit laïque ou supérieur d'une communauté, consent à traiter avec un département pour recevoir ses aliénés, il fait évidemment une spéculation. Le prix de journée à payer par le susdit département devra donc être fixé de façon à procurer au directeur d'asile avec lequel il traite, un bénéfice

---

(1) Mais puisque ces départements en agissent de la sorte, pourquoi ceux qui ont un asile à eux n'en feraient-ils pas autant, au moins dans une certaine mesure ?

raisonnable, c'est-à-dire, pour prendre un chiffre qui se rapproche, je crois, de la moyenne, environ 10 pour 100 de son capital.

Le département, me direz-vous immédiatement, eût sagement agi en faisant lui-même ce qu'a fait ce directeur d'asile privé. Mais malheureusement il n'a pas pris ce parti. Aussi qu'arrive-t-il aujourd'hui ? C'est que toutes choses augmentant de valeur, on lui demande un prix de journée plus élevé, de sorte que bientôt, tout compte fait, les départements dépourvus d'asiles, tout en assistant un moins grand nombre de malades, dépenseront pour leurs aliénés plus que les autres, même en ajoutant aux frais de séjour payés par ces derniers l'intérêt des frais de construction de leur asile.

Voilà où conduisent l'imprévoyance et des calculs mal établis !

Je n'ai pas besoin de vous dire, messieurs, que j'ai pris à bonnes sources les résultats que je viens de vous exposer. J'ai dépouillé à cet effet, je le répète, tous les procès-verbaux des délibérations des conseils généraux, session de 1864.

C'est en parcourant ces documents d'ailleurs que j'ai constaté que là où existent des asiles départementaux, les conseils généraux se félicitent hautement du sage parti qu'ils ont pris en décidant la création de ces asiles.

C'est là aussi que j'ai vu les plaintes de ceux qui envoient leurs aliénés, soit dans des quartiers d'hospice, soit dans les asiles d'autres départements, soit enfin dans des asiles privés.

Ils se plaignent du nombre toujours croissant de leurs aliénés et de la charge de plus en plus lourde qui pèse sur leurs finances, par suite de l'augmentation progressive du prix de journée qu'on leur impose.

Mais ce sont les seuls, ou à peu près, qui se plaignent. Ceux qui ont des asiles à eux, en effet, ont vu, pendant quelques années, le chiffre des admissions augmenter dans une proportion inquiétante. Dans la plupart, il est aujourd'hui stationnaire ; dans quelques-uns même il a diminué.

Quant au chiffre des aliénés secourus, il reste déjà stationnaire dans un certain nombre de départements ; dans d'autres, l'augmentation est insignifiante. Dans quelques-uns seulement, elle a encore une certaine importance, et cela s'observe surtout dans les grands centres.

Mais là, messieurs, il y a des raisons toutes spéciales, et sur lesquelles je vais appeler un instant votre attention.

Et d'abord, s'il est possible souvent de laisser vaquer en liberté dans les campagnes un faible d'esprit incapable de suffire à ses besoins, mais inoffensif à tous égards, cela ne l'est guère dans les grandes villes, où il ne peut s'éloigner impunément du milieu où il passe habituellement sa vie.

Et puis, dans les villes, les exigences de la vie sont encore bien plus impérieuses qu'à la campagne.

Aussi, messieurs, dans les grands centres est-on, pour ainsi dire, obligé de séquestrer un grand nombre de déshérités de l'intelligence que dans les campagnes on garde parfois encore au foyer domestique.

Seulement, et je le répète avec intention, ce n'est point dans les asiles d'aliénés et au compte des départements que ces infirmes doivent être placés, mais bien le plus souvent dans les hospices d'incurables et aux frais de la commune ou de la famille.

Mais ce n'est point le seul motif de l'accroissement dans les grands centres du chiffre des aliénés secourus. C'est là surtout, en effet, que se fait sentir l'augmentation du nombre des cas de folie.

Je ne veux point, messieurs, traiter en ce moment cette question importante. Je formulerai seulement en quelques propositions sommaires ce qui me paraît le plus nettement ressortir de l'examen des documents statistiques que j'ai pu consulter et de ceux que j'ai moi-même recueillis :

1° Toutes choses égales d'ailleurs, le nombre des cas d'idiotie, d'imbécillité, de faiblesse d'esprit, de crétinisme, diminue au fur et à mesure qu'augmente celui des cas de folie, et notamment de folie paralytique ;

2° Là où domine l'activité, la surexcitation intellectuelle, l'idiotie est relativement rare ; mais là aussi, la folie est plus fréquente ;

3° En dehors de la démence paralytique qui est, pour ainsi dire, la maladie du siècle, le nombre des cas de folie n'est pas aujourd'hui sensiblement plus élevé qu'il y a une trentaine d'années ;

4° La folie paralytique s'observant principalement dans les grands centres, c'est là surtout que doit se faire sentir l'augmentation du nombre des cas de folie.

Quoi qu'il en soit, messieurs, dans l'immense majorité des départements, le nombre des aliénés assistés (1) a cessé de s'accroître d'une façon inquiétante. Cela sera bien plus sensible encore lorsqu'on fera partout une application rationnelle des prescriptions

---

(1) La paralysie générale, qui des grandes villes commence à s'étendre dans les campagnes, atteignant surtout les gens aisés, il n'en résulte pas une augmentation notable du chiffre des *aliénés assistés*. Je n'en dirai pas autant des folies alcooliques dont le chiffre, dans quelques départements, dans le nord-ouest notamment, commence à devenir inquiétant.

légales et qu'on ne placera plus dans les asiles au compte des départements, que ceux qu'ils sont tenus d'y entretenir.

L'une des causes, messieurs, qui ont le plus et à juste raison, je dois le dire, inquiété les départements, c'est le chiffre énorme des frais de premier établissement de certains asiles. Je crois, messieurs, que sous ce rapport, quelques aliénistes sont entrés dans une voie fâcheuse.

On ne saurait trop s'élever contre cette manie de construire partout des palais, quand de modestes constructions sont à tous les points de vue préférables. Il est illogique, à mon avis, et, de plus, il est dangereux d'habituer des campagnards et des artisans, ne serait-ce que pour quelques semaines, à un luxe si différent de ce qu'ils doivent retrouver chez eux.

Non point, assurément, que je veuille dire qu'il faille les laisser croupir comme autrefois dans la misère et la malpropreté. J'admets et je reconnais, au contraire, la nécessité dans les asiles d'une exquise propreté et de l'emploi rationnel de tous les moyens hygiéniques; mais, je le déclare hautement, je suis, dans l'espèce, ennemi du grandiose, d'abord parce qu'il n'a point ici de raison d'être, et, en second lieu, parce que, le plus souvent, il ne fait que cacher de honteuses misères.

Mais ce n'est point, messieurs, des asiles privés dont je voulais parler tout à l'heure, mais bien de quelques asiles départementaux élevés à grands frais et pour la construction desquels on a tant dépensé qu'il n'est plus rien resté pour l'ameublement et l'entretien.

Voilà, messieurs, ce qui fait jeter les hauts cris aux conseils généraux; voilà ce qui rend, dans certains départements, notre tâche si difficile quand nous venons demander des améliorations, même les plus indispensables.

Ce sont ces difficultés, le plus souvent créées par eux — je ne puis admettre qu'ils aient cédé à quelque autre mobile, — ce sont, dis-je, ces difficultés qui ont entraîné quelques directeurs d'asiles à faire luire aux yeux des conseils généraux des résultats impossibles, des bénéfices illusoires, à promettre de couvrir la subvention départementale, les uns avec le produit du travail des malades, les autres avec les bénéfices réalisés sur les pensionnaires.

Exagérations que tout cela !

Que ces produits, parfois d'ailleurs considérables, soient pris en sérieuse considération quand on prépare le budget d'un asile, nous l'admettons volontiers. Nous savons même que de grands établissements publics se sont, pour ainsi dire, constitués avec le montant des bénéfices réalisés sur des aliénés étrangers ; mais ce ne sont là évidemment que des exceptions et on n'était aucunement en droit d'en tirer des règles applicables à tous les asiles.

Assurément, messieurs, si les asiles étaient établis comme le sont beaucoup d'hospices ordinaires; si, en dehors des prix de journées, ils avaient des revenus qui leur fussent propres; si, par exemple, comme quelques aliénistes l'ont demandé, on créait dans leur voisinage et à leur profit une exploitation de plusieurs centaines d'hectares, ils pourraient assurément se passer de la subvention départementale. Mais je ne sais trop si, au prix que les terrains sont achetés le plus souvent pour les asiles, un département n'aurait pas plus d'intérêt à payer indéfiniment un prix de journée modéré, que de faire de pareils frais de premier établissement. Ce n'est évidemment point là qu'est la vérité.

Mais il est d'autres médecins d'aliénés plus coupables, ou plutôt il en est un, dont je tairai le nom, qui n'a pas craint, pour obtenir de son administration l'approbation de projets qui peuvent être excellents d'ailleurs en principe,— mais ici la fin ne légitime pas les moyens, — qui n'a pas craint, dis-je, d'incriminer des confrères honorables, de les accuser de conserver dans leur asile des malades indigents guéris dans le but de faire bénéficier l'établissement du produit de leur travail et des bonis réalisés sur leur pension.

A ce confrère, je dirai : « Vous avez fait une mauvaise action; vous avez mal agi surtout, en donnant de la publicité à de pareilles..... énormités. Vous avez encore plus mal agi, en ne protestant point contre l'usage qu'ont fait de vos paroles imprudentes des ignorants qui ont eu le tort de les prendre au sérieux. »

Je me résume, messieurs, et je conclus :

1° Il n'est pas, à mon avis, pour les aliénés, dans l'état actuel de la science, de meilleur mode d'assistance que celui qui a été inauguré en France par la loi de 1838;

2° Dans l'immense majorité des cas, les aliénés curables et dangereux doivent être, dès le début de leur maladie, placés dans des asiles spéciaux, et ce n'est que dans certains cas déterminés et assez rares qu'ils peuvent ou doivent être traités à domicile ;

3° Le plus souvent également, les imbéciles, crétins, déments séniles ou hémiplégiques, et en général les aliénés incurables et inoffensifs doivent être maintenus et au besoin assistés dans la famille, ou placés dans des établissements plus particulièrement affectés aux infirmes et aux incurables;

4° A chaque asile doit être annexée une exploitation agricole et maraîchère, dont l'étendue variera nécessairement suivant la population des établissements, le prix d'acquisition des terrains et telles autres circonstances qui ne peuvent être déterminées d'avance, mais qui, dans tous les cas, ne doit pas dépasser le nombre d'hectares que les malades et le personnel de surveillance de l'établissement peuvent eux-mêmes cultiver sans efforts (1).

J'évalue, en moyenne, à 1 hectare environ par 10 malades l'étendue des terrains qui doivent habituellement constituer l'exploitation agricole et maraîchère d'un asile.

Il ne faut point d'ailleurs oublier, messieurs, que si le travail a été institué dans les asiles spéciaux, ce n'est point en vue des produits qu'on pouvait en retirer, mais bien, surtout, comme moyen de traitement. Le travail, en effet, et surtout le travail en plein air, est bien certainement, à mon avis, le plus puissant agent de guérison que nous possédions aujourd'hui (2).

C'est bien ainsi, messieurs, que l'ont compris les aliénistes placés à la tête de nos asiles de province. Ils n'ont montré tant d'ardeur, soyez-en bien convaincus, à organiser le travail, que parce qu'ils y ont vu surtout un puissant modificateur de l'état mental et aussi, je dois le dire, de la santé physique des malades qui leur étaient confiés.

Et ce n'est point sans luttes, croyez-le bien, messieurs, qu'on arrive sous ce rapport à des résultats quelque peu satisfaisants, luttes intestines le plus souvent, il est vrai, mais qui n'en sont pas moins pénibles et fatigantes.

On ne peut se faire une idée, à moins d'en avoir fait soi-même l'expérience, des difficultés qu'on éprouve à faire comprendre aux surveillants chargés de la direction des travaux, qu'il faut y conduire non point seulement les aliénés dont le travail est productif, mais bien tous ceux dont l'état mental peut être modifié avantageusement par une occupation manuelle; qu'il faut y conduire parfois même ceux-là qui, la veille ou le matin, sont arrivés à l'asile chargés de liens.

---

(1) Je recommande toujours aux directeurs d'asile de choisir de préférence le mode de culture qui exige le plus de main-d'œuvre ; je leur conseille également de diriger surtout leurs efforts vers la production des denrées qui peuvent être consommées dans l'établissement même.

(2) « Je considère les travaux manuels », ai-je dit dans mon *Compte rendu du service médical de l'asile de Blois pour* 1863, « et surtout les travaux en plein air, qui impliquent l'action successive ou simultanée des divers muscles locomoteurs, en même temps qu'une certaine application sans fatigue, tels, par exemple, que les travaux de terrassements, de jardinage, etc., comme préférables à tous autres en tant que moyens curatifs. »

Et, sous ce rapport, messieurs, soyez bien convaincus qu'il y a une grande différence à établir entre la plupart des asiles privés et nos asiles publics spéciaux en faveur desquels vous me permettrez, parce que c'est justice, de revendiquer l'initiative ou tout au moins la meilleure application qui a été faite du travail envisagé comme agent thérapeutique.

TROISIÈME QUESTION. — *La loi de* 1838 *comporte-t-elle quelques modifications ou perfectionnements?*

Je n'ai plus, messieurs, que cette question à examiner, et je le ferai brièvement. Un examen approfondi de la loi de 1838, des ordonnances, décrets et règlements qui l'ont complétée, m'entraînerait beaucoup trop loin, et puis enfin : *Non est hic locus.*

Je ne dirai qu'un mot de l'article 1er de la loi de 1838 qui est ainsi conçu :

« Chaque département est tenu d'avoir un établissement public spécialement destiné à recevoir et soigner les aliénés, ou de traiter, à cet effet, avec un établissement public ou privé, soit du département, soit d'un autre département.

» Les traités passés avec les établissements publics ou privés devront être approuvés par le ministre de l'intérieur. »

Je regrette, quant à moi, messieurs, que la chambre des députés, en 1838, ait adopté sans restriction l'amendement de M. Quinette, ayant pour but de laisser aux départements la faculté de traiter avec des établissements privés.

J'admets volontiers qu'à titre transitoire, et pour ne point porter atteinte à de graves intérêts, on ait autorisé les traités avec les établissements existants, mais à mon avis, il ne fallait point aller plus loin dans cette voie.

Quant aux attaques violentes dirigées depuis quelque temps contre la loi de 1838, vous me permettrez de n'en point parler, parce qu'au fond, elles ne représentent rien de nouveau, rien qui n'ait été dit sur tous les tons et de tout temps par les orateurs et publicistes de l'opposition, rien enfin qui n'ait été victorieusement réfuté par les hommes de bon sens qui, heureusement, n'ont jamais fait défaut dans la presse et dans nos assemblées délibérantes.

Paris. — Imprimerie de E. MARTINET, rue Mignon, 2.

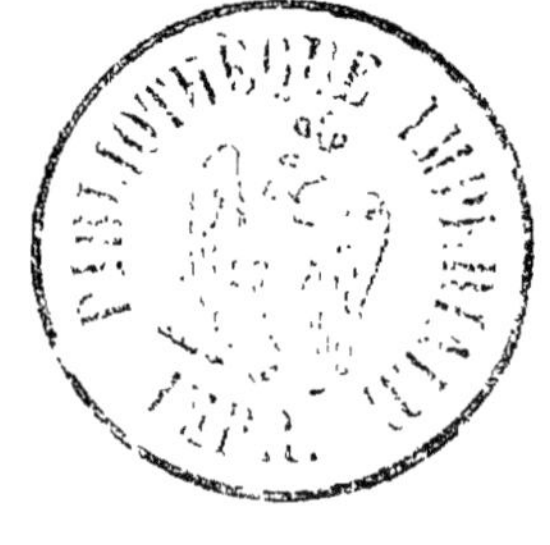

www.ingramcontent.com/pod-product-compliance
Ingram Content Group UK Ltd.
Pitfield, Milton Keynes, MK11 3LW, UK
UKHW021031220726
13924UKWH00001B/251